Inhaltsverzeichnis

Die Amish sind dafür bekannt, ein Volk zu sein, das außerhalb der Zeit existiert. Da sie nicht zulassen möchten, dass die moderne Technologie ihr Engagement für Familie und Gemeinschaft beeinträchtigt, verzichten sie häufig auf den Einsatz von Strom und Strom viele andere moderne Annehmlichkeiten. Wenn man bedenkt, wie zerstreut der Durchschnittsmensch im 21. Jahrhundert ist, glaubt man, dass er vielleicht etwas auf der Spur ist. Ein Amish-Elternteil muss einem jugendlichen Jungen nie sagen, er solle sein Smartphone weglegen und an den Esstisch kommen. Sie müssen ihre Mahlzeit auch nicht eilig zu sich nehmen, um die neueste Folge des neuesten Netzwerk-Thrillers oder den Beginn eines großen Sonntags zu sehen Kampffußballspiel. Amish-Rezepte haben eine lange, reiche Tradition, die über Generationen hinweg überliefert wurde, und sind alle so hausgemacht, wie es nur geht! Die Amish-Küche umfasst herzhafte und herzhafte Hauptgerichte wie Kohlrouladen oder Hähnchenauflauf sowie beliebte Süßigkeiten wie Donuts und Schokokuchen. Alte Amish-Rezepte verwenden in der Regel traditionelle

Zutaten und sind einfach zubereitet! In diesem Leitfaden werden erstaunliche Amish-Essensrezepte vorgestellt, die alle Mahlzeiten, Desserts und Snacks zwischendurch abdecken! Genießen Sie Rezepte wie das langjährige Freundschaftsbrot, den reichhaltigen Slow Cooker Amish Pot Roast, die kräftigen Amish On-On-Patties oder die zarten Amish Apple Fritter s.

KAPITEL EINS

Traditionelle Amish-Mahlzeiten werden im Familienstil mit Zutaten frisch vom Bauernhof serviert. Wenn es eine Sache gibt, worüber sich die Amish keine Gedanken machen, dann ist es, dass sie ihr Essen gesund machen. Mahlzeiten und Snacks sind immer herzhaft und sättigend, egal ob süß oder herzhaft. Zu den Grundnahrungsmitteln dieser Kultur gehören:

- Kratzer
- Shoofly pie
- Holländische Kohlrouladen
- Donuts
- Butternudeln
- Hühnermaissuppe
- Pot Pies
- Bologna
- Apfelbutter
- Rüben
- Chow-Chow

- Gehackte Rindersoße

Rezepte für das traditionelle Amish-Essen werden von Generation zu Generation abgestuft und sind darauf ausgelegt, den Menschen einen funktionierenden Lebensstil zu verleihen d. h. nach einem Arbeitstag auf dem Bauernhof ist der Hunger nahezu unersättlich. Die Rezepte sind in der Regel auch sehr einfach, da Kinder oft bei der Zubereitung mithelfen. Ja, wir denken, das bedeutet, dass auch Ihre Kinder helfen können sollten!

Ob es sich um einen herzhaften Rindfleischeintopf oder einen süßen, warmen Apfelkuchen handelt, es gibt eine Zutat, die jedes traditionelle Amish-Essen gemeinsam hat – sie werden mit Wasser zubereitet Es ist Liebe.

Wo kann ich eine echte Amish-Mahlzeit erleben ?

Der beste Ort, um hausgemachtes, authentisches Amish-Essen zu genießen, ist auf ihrem eigenen Rasen – im niederländischen Pennsylvania. Lancaster County ist vielleicht Ihre beste Wahl, um die traditionellste Küche zu finden. Die Amish-Community kam vor 300 Jahren hierher und hat seitdem einen einfachen Lebensstil beibehalten. Selbst wenn Sie nur auf der Durchreise sind, werden Sie mit Sicherheit mindestens ein Pferd und einen Kutscher sehen. Aber um das wahre Amish-Erlebnis zu erleben, ist es am besten, während Ihres Aufenthalts in der Stadt mindestens eine frische Mahlzeit oder einen Snack zu genießen. Viele lokale Geschäfte verkaufen Spezialitäten wie holländische Apfelknödel , Brezeln, Schokokuchen und verschiedene geräucherte Käsesorten und Wurstwaren. Da es genügend überdachte Brücken, Wein, Schokokuchen und Eis gibt, um ein Leben lang zu halten, ist Lancaster County das beste Ziel, um das traditionelle Ami zu genießen Sie essen und leben.

Typische verwendete Zutaten

Ein großer Teil des Amish-Essens sind die verwendeten Zutaten. Sie enthalten in der Regel viele Gewürze und Würzmittel zu ihrem Essen, wie z. B. Nelken, Lorbeerblätter, Thymianblätter und natürlich Salz und Gewürze. Gleichzeitig enthalten die meisten Rezepte auch die von uns geliebten ländlichen Kochzutaten – wie

Butter, Milch, Zucker, Zimt und Vanille. Dies gilt insbesondere für Dessertrezepte.

Eine einfache, herzhafte Mahlzeit, von der Sie vielleicht nicht wissen, dass sie amischen Ursprungs ist, ist Rindfleisch und Nudeln. Natürlich gibt es jede Menge Variationen zu diesem Rezept, aber dieses traditionelle Amish-Rezept mit Rindfleisch und Nudeln ist eines der besten. Stellen Sie sicher, dass Sie Ihre Mahlzeit mit einer guten, altmodischen Portion Amish-Freundschaftsbrot beginnen, das den Schwerpunkt der Kultur auf Gemeinschaft perfekt widerspiegelt.

Die Zeiten ändern sich

Entgegen der landläufigen Meinung aktualisieren die Amish ihren Lebensstil im Laufe der Jahre, jedoch nicht so drastisch wie andere Gruppen pt. Wir können Einblicke in diese Anpassung in der Art und Weise sehen, wie die Amish-Menschen ihre Kochstile und Essgewohnheiten ändern. Immer mehr Amish-Leute essen in Restaurants, kaufen in Lebensmittelgeschäften ein und kaufen abgepackte Lebensmittel.

Gleichzeitig ändern einige Amish ihre Ernährung, da sich unser Land von der Landwirtschaft abwendet. Obwohl sie gutes, hausgemachtes Essen schätzen, haben manche Menschen andere Vorlieben als andere.

Abgesehen vom unglaublichen Geschmack traditioneller Amish-Speisen gibt es noch ein kleines Geheimnis, um diese Art des Kochens wirklich zu genießen: das Es gibt jemanden, der mit Ihnen am Tisch sitzt. In der Amish-Kultur geht es beim Abendessen um mehr als die Befriedigung unseres angeborenen Bedürfnisses nach Nahrung. Es geht darum, die Familie zu feiern, Geschichten zu teilen und sich nach einem langen, anstrengenden Tag mit den Menschen zu entspannen, die man liebt.

Kaceu ist ein Lifestyle-Blogger für The Drifter Collective, ein vielseitiger Lifestyle-Blog, der verschiedene Stilformen durch den Einfluss von ausdrückt Kultur und die Welt um uns herum. Kacey schloss sein Studium mit einem Abschluss in

Kommunikation ab und arbeitete gleichzeitig für ein Lifestyle-Magazin. Sie war in der Lage, sich voll und ganz mit dem Wissen über die Natur, der Kraft der Erkundung anderer Orte und Kulturen auseinanderzusetzen und gleichzeitig ihre Liebe darzustellen für die Welt um sie herum durch ihre optisch ansprechenden, kulturell umfassenden und inspirierenden Beiträge.

Amish ernähren sich abwechslungsreich, einschließlich selbst angebauter und im Laden gekaufter Lebensmittel. Amish haben einen guten Ruf für gutes Essen. Zahlreiche Touristenrestaurants bieten „Pennuslvania Dutch"- und „Amish-Style"-Küche an. Amish-Lebensmittel sind in der Regel sehr sättigend und nicht fettarm. Zusätzlich zu selbst angebauten und selbstgemachten Lebensmitteln kaufen viele Amish einige vorverpackte Lebensmittel in Geschäften, und einige essen möglicherweise in Restaurants, manchmal auch behandeln, oder häufiger, wenn der Beruf eine

Reise erfordert (wie im Fall von Bauherren oder). Marktstandbesitzer).

Fast alle Amish-Häuser verfügen über einen großen Garten, der von der Hausfrau mit Hilfe ihrer Kinder gepflegt wird. Zuckermais, Sellerie, Rüben, Karotten, Kartoffeln, Tomaten, Getreide und eine Vielzahl anderer Gemüsesorten werden im typischen Amish-Garten angebaut. Amish können auch Obstbäume oder Weinreben auf ihrem Grundstück haben. Ameisen fressen in den Wachstums- und Erntemonaten viele frische Lebensmittel und können große Mengen an Obst und Gemüse für den Winter besorgen.

Amish können auch ihren eigenen Viehbestand züchten. Viele Amish haben Legehennen, die einen gleichmäßigen Strom Eier produzieren. Hühner können zur Fleischgewinnung geschlachtet werden. Andere Amish züchten möglicherweise Schweine für die gleichen Zwecke.

Abhängig vom Grad der in einer Gemeinde zugelassenen Technologie können Amish große Mengen an Lebensmitteln, insbesondere Fleisch, einfrieren. Einige Amish jagen, und Hirsche und andere Tiere, die bei der Jagd getötet werden, dienen auch als Nahrungsquelle für die Familie.

Amish-Milchvieh sorgt für eine stetige Versorgung von Bauernfamilien mit Milch und Milchprodukten, obwohl auch Familien ohne Milchprodukte eine „Familienkuh" haben können. Amish trinken oft Rohmilch und behaupten, dass sie gesundheitliche Vorteile hat, obwohl der Verkauf von Rohmilch an die Öffentlichkeit in einigen Staaten umstritten ist.

Kochen

Es gibt eine große Menge an Amish-Kochbüchern auf dem Markt, viele davon mit Beiträgen von Amish-Frauen. Amish stellen eine große Auswahl an Lebensmitteln im Pennsylvania-Dutch-Stil her, darunter Maiskuchen, Butternudeln, Hühnermaissuppe, verschiedene Sorten Bologna, Chow-Chow (ca gesalzenes Relish aus verschiedenen Gemüsesorten), gehackte Rindersoße, Rüben, Apfelbutter und andere herzhafte Lebensmittel auf der Basis von Grundnahrungsmitteln wie Schweinefleisch, Kartoffeln und Kohl.

Beliebt ist auch Scrabble, ein Fleischprodukt aus Tierteilen (typischerweise Schweinefleisch), Maismehl und Mehl, insbesondere zum Frühstück.

Auch nicht-traditionelle Lebensmittel sind beliebt. Pizza und mexikanische Gerichte sind ebenso üblich wie Grundnahrungsmittel wie Hamburger und Hot Dogs. Einige Amish genießen es, über dem Grill oder dem Feuer zu kochen, und fortschrittlichere Amish-Häuser verfügen möglicherweise über moderne Grills.

Die Küche ist traditionell die Domäne der Amish-Frauen, und Amish-Männer bereiten nur minimal Essen zu.

Backen

Amish backen eine große Auswahl an Waren, darunter Desserts wie Kuchen, Kekse, Kuchen und auch Brot. Shoofly Pie ist besonders im Lancaster County beliebt.

Spitzkuchen, hergestellt aus getrockneten Äpfeln, wird in dieser Siedlung auch zu den Mahlzeiten nach der Kirche serviert. In Amish-Siedlungen im Mittleren Westen sind Shoofly und Snitzfische nicht häufig anzutreffen. Rhabarber, Blaubeere, Reach und Recan sind weitere gängige Kuchensorten.

Beliebt sind auch Whoopies, die aus zwei mit süßer Sahne gefüllten Stücken Schokoladenkuchen bestehen, ebenso wie Fry Pies, ein Stück Kruste gefüllt mit Kuchenfüllung. Einige Amish betreiben Bäckereien, die Produkte an die Öffentlichkeit verkaufen. Backen ist ein häufiger Anlass für Amish-Hausfrauen.

Amish kaufen Lebensmittel im Laden

Obwohl sie große Mengen selbst angebauter Lebensmittel essen, kaufen Amish Lebensmittel auch in Geschäften. Amish-Läden gibt es an vielen Orten, darunter in örtlichen Trockenwaren- und Lebensmittelgeschäften sowie in größeren Supermärkten wie Wal-M Kunst. Amish kaufen Frühstückscerealien, Brot, Fleisch und Käse sowie andere vorgefertigte Produkte. Einige Amish trinken möglicherweise

Limonaden oder haben eine Vorliebe für Junk Food. Andere sind sehr gesundheitsbewusst.

Amish-Diäten können variieren

Die Essgewohnheiten von Amish variieren zwischen Einzelpersonen und sogar Gruppen. Die meisten Amish, auch diejenigen, die keine Landwirtschaft betreiben, essen große Mengen Milchprodukte. Die Diäten der Amish können jedoch je nach Gemeinschaft und Zugehörigkeit variieren. Hurst und McConnell weisen darauf hin, dass das allgemein geringere Einkommen von Swartzentruber Amish oft zu einer besseren Ernährung führt.

Amish sind normalerweise weder Vegetarier noch Veganer und essen Fleisch wie Schweinefleisch, Huhn und Rindfleisch. In manchen Gerichten kann es an Fleisch mangeln oder Käse oder Eier als primäre Proteinquellen enthalten.

Konsum von Alkohol und anderen Getränken

Der Alkoholkonsum kann je nach Gemeinschaft und Zugehörigkeit variieren. In manchen Gemeinden ist die

Häufigkeit des Alkoholkonsums höher, während es in anderen so gut wie nicht vorkommt.

Einige Amish stellen ihren eigenen Wein her, den sie aus gesundheitlichen Gründen in Maßen trinken können. Wein kann aus Früchten wie schwarzen Beeren, Himbeeren, Weintrauben und sogar Rüben hergestellt werden. New Order Amish verbieten jedoch den Alkoholkonsum unter Mitgliedern und Jugendlichen. Amish trinken Wein bei den zweimal jährlich stattfindenden Gottesdiensten. Manche trinken bei Hochzeiten vielleicht ein Glas Wein.

Was andere Getränke betrifft, trinken Amish typischerweise Wasser, Milch, Gartentee und manchmal auch Säfte oder Limonaden zu den Mahlzeiten. Kaffee ist bei Amish beliebt und wird meist ungesüßt und ohne Sahne getrunken.

Welche Art von Mahlzeit essen sie nach der Sonntagskirche?

Am Sonntag essen sie nach dem Gottesdienst eine besondere Mahlzeit. Lebensmittel sind relativ leicht und einfach und bestehen normalerweise aus Brot, Käse oder Käseaufstrich, Aufschnitt, geschnittenen Gurken, eingelegten Rüben, Brezeln und ein besonderer Erdnussbutteraufstrich , gesüßt mit Melasse. Es werden schwarzer Kaffee und Wasser serviert.

Auch die Sonntagsmahlzeiten können variieren. Wie oben erwähnt, ist Snitz-Pie in der Siedlung Lancaster weit verbreitet, während Amish im Mittleren Westen möglicherweise verschiedene Arten von Pie serviert Kekse, Brownies und Backwaren. Schwarzherzige Amish essen traditionell Bohnensuppe aus einer gewöhnlichen Schüssel, begleitet von Rüben, Gurken und Brot.

Warum essen Amish in den Restaurants ?
Ihre Abkehr vom Bauernhof und zu geschäftlichen und nicht-landwirtschaftlichen Tätigkeiten hat wahrscheinlich dazu geführt, dass Amish mehr im Laden gekaufte, vorgefertigte Lebensmittel zu sich nehmen für eine Steigerung des Essens in Restaurants. Boyd und Wurthmann's in Berlin, oder Mrs. Yōder's in Mount

Hope sind zwei Restaurants in der von Amish frequentierten Gemeinde des Holmes County.

Amische Bauarbeiter können Frühstücksbrote an einer Tankstelle oder an einem anderen Ort auf dem Weg zur Baustelle kaufen. Ein Ausflug zu McDonald's oder Burger King mit Kindern kann als gelegentliches Vergnügen angesehen werden. Genau wie andere Unternehmen in Amish-Gebieten bedienen auch lokale Restaurants ihre Amish-Kundschaft.

Das McDonald's in der von Amish besiedelten Gegend von Sugarcreek, Ohio, verfügt über einen Buggy-Parkplatz, ebenso wie die Pizza Hut in Lagrange, Indiana. Einige Amish mögen die Praxis des Auswärtsessens als schädlich und symbolisch für einen weltlicheren Lebensstil kritisieren.

Warum hat sich ihre Ernährung geändert?

Sie essen weiterhin große Mengen frischer und minderverarbeiteter Lebensmittel, insbesondere im Vergleich zur typischen amerikanischen Ernährung. Amish schätzen gutes Essen, und Amish-Hausfrauen investieren viel Zeit und Arbeit in die Zubereitung von Lebensmitteln für die Familie.

Allerdings haben sich die Ernährungsweisen der Amish mit der Abkehr von der Landwirtschaft geändert. Hurst und McConnell stellen fest, dass ein Ergebnis der zunehmenden Ernährung von Amish aufgrund von Veränderungen in der Arbeitswelt „die Einführung weiterer Zusatzstoffe" war Reserven und Verarbeitung zu ihren Lebensmitteln".

Was ist ihre Meinung zum Thema Essen?

Viele Amish leben in ländlichen Gebieten, bauen ihre eigenen Lebensmittel an und produzieren sie, weil sie glauben, dass Gott möchte, dass sie eng mit der Natur zusammenarbeiten. Bei der Lebensmittelzubereitung, wie in allen Bereichen des Amish-Lebens, vermeiden sie den Einsatz von Technologie auf irgendeine Weise, die ihrer Gemeinschaft schaden oder sie gefährden könnte. des Lebens.

Ihre Nahrung anbauen

Ihre Nahrung anbauen

Die Amish-Farm erntet, was sie isst – sei es Gemüse oder Tier. Landmaschinen, die zur Ernte von Pflanzen verwendet werden, werden normalerweise von Pferden gezogen, obwohl einige Gemeinden Stahlradtraktoren zulassen, da dies nicht der Fall ist. straßentauglich. Sie schotten sich nicht völlig von der Außenwelt ab, viele Amish verkaufen jedoch einige der Lebensmittel, die sie produzieren, um sich selbst zu unterstützen Einnahmen der Gemeinden. Sie kaufen Lebensmittel, die sie nicht selbst anbauen können, oder als besondere Leckerbissen. Sie verarbeiten alle ihre Lebensmittel von Hand, da sie in ihren Häusern keinen Strom verbrauchen. Sie verwenden Strom in ihren Betrieben, beispielsweise für den Betrieb elektrischer Kühlschränke, um die Standards der Milchproduktion einzuhalten.

Ernährungsgewohnheiten

Da viele Amish ihre Tage mit manueller Arbeit verbringen, große Ernten und Bauernhöfe betreuen oder Lebensmittel mit manuellen Mitteln zubereiten, neigen sie dazu, unbekümmert zu sein Nach Angaben der Ohio

State University haben sie sich über die Menge an Fett in ihrer Ernährung informiert. Sie neigen dazu, Brot und Müsli aus Vollkorn zuzubereiten. Obwohl ihre Ernährung traditionell einfach war, essen Amish mit Zugang zu motorisierten Lebensmitteln in Restaurants nts und für Snacks häufiger als andere Amish, berichtet der Bericht der Ohio State University über die Amish-Diät.

Typische Mahlzeiten

In einem Amish-Haushalt ist es typisch, dass Familienmitglieder zum Frühstück hausgemachten Maisbrei essen. Zu den anderen Lebensmitteln, die morgens gegessen werden, gehören Eier, gekochtes Getreide, Obst und Säfte. Eine leichtere Mahlzeit kann aus Lebensmitteln wie Bologna, Käse, Suppe oder Obst bestehen. Die größte Mahlzeit des Tages, die entweder zum Mittag- oder Abendessen eingenommen werden kann, besteht normalerweise aus einem Pasta- oder Kartoffelgericht; ein Fleischgericht und eingemachtes Gemüse. Das Fleisch wird oft gebraten. Amish-Frauen servieren normalerweise zu jeder Mahlzeit Brot.

Traditionell betrachten die Amish Kinder als ein Geschenk Gottes und haben daher meist große Familien, die während der Mahlzeiten gemeinsam essen. Mitglieder der Kirche halten Gottesdienste in ihren Häusern ab und servieren danach oft aufwendige Mahlzeiten, während die Mitglieder der Gemeinde essen und so weiter gemeinsam entscheiden. Die Amish genießen besondere Mahlzeiten als Hauptart, um Feiertage und besondere Anlässe wie Thanksgiving, Weihnachten, Ostern und Geburtstage zu feiern ein paar Dekorationen oder Geschenke. Die Amish pflegen ihre Essenstraditionen von Generation zu Generation, da sie nicht fernsehen und im Allgemeinen keinen äußeren Einflüssen ausgesetzt sind s.

Was sind die Überzeugungen und Philosophien der Amish?

Die Amish sind ebenso Teil der amerikanischen Geschichte wie die Katholiken und Puritaner, doch für viele sind die Amish immer noch ein Geheimnis. Die ersten 21 Amish-Familien kamen Mitte des 18.

Jahrhunderts mit einem Schiff namens „Charming Nancy" in Amerika an. In den nächsten 50 Jahren wanderten 3.000 Amish nach Amerika auf der Suche nach Religionsfreiheit aus. Heute wächst die Amish-Bevölkerung in den Vereinigten Staaten stetig weiter. Da die Verbreitung der Amish zunimmt, können viele Amerikaner häufiger mit den Amish in Kontakt kommen, daher kann es hilfreich sein, ihre Grundüberzeugungen zu verstehen.

Gemeinschaft

Die Amish sind protestantische Christen, aber einige ihrer Überzeugungen unterscheiden sich deutlich von denen anderer protestantischer Gruppen. Ein wesentlicher Unterschied zwischen den Amish und anderen amerikanischen Protestanten ist ihr starker Glaube an die Bedeutung der Gemeinschaft für die Erlösung des Einzelnen. Im Gegensatz zu vielen christlichen Gruppen, die die Last der Erlösung auf das Halten einer individuellen Beziehung zu Jesus Christus legen, glauben die Amish, dass es so ist. Es ist stolz, eine persönliche Beziehung zu Gott zu behaupten. Sie glauben vielmehr, dass die Erlösung aus der Teilnahme an einer Gemeinschaft von Gläubigen resultiert. Um ein einheitliches tägliches Verhalten unter den Mitgliedern der Gemeinschaft aufrechtzuerhalten, halten sich die Amish an die Ordnung oder einen schriftlichen Verhaltenskodex. Die Besonderheiten der Ordnung variieren von Gemeinde zu Gemeinde.

Trennung

Die Amish trennen sich so weit wie möglich von der säkularen Welt, um ihre Gemeinschaft rein zu halten, damit sie gerettet werden können Ich bin dabei. Anstatt in Krisenzeiten Hilfe von außerhalb ihrer Gemeinschaften zu suchen, verlassen sich die Amish auf das biblische Prinzip der gegenseitigen Hilfe Die Mitglieder sind verpflichtet, sich gegenseitig zu helfen. Aufgrund dieses Trennungsprinzips meiden die Amish moderne Technologie. Es wird angenommen, dass moderne Werkzeuge wie Autos und Heimtelefone die Abhängigkeit von ihren Nachbarn schwächen und die Gemeinschaft als Ganzes schwächen.

Die Amish glauben an die Kernfamilienstruktur mit einer Frau und einem Mann, die verheiratet sind und gemeinsam Kinder großziehen. Die Amish praktizieren traditionelle Geschlechterrollen. Sie glauben, dass Frauen ihren Ehemännern untergeordnet sein sollten. Ehemänner sind im Allgemeinen dafür verantwortlich, der Familie finanzielle Stabilität zu gewährleisten, während Ehefrauen für die Instandhaltung des Hauses und die Versorgung verantwortlich sind die Kinder sehen. In manchen Fällen betreiben Ehefrauen Geschäfte von zu Hause aus, etwa kleine Geschäfte und Gärten, aber sie arbeiten fast nie außerhalb des Hauses. Obwohl Ehemänner als spirituelles Oberhaupt des Haushalts gelten, spielen Ehefrauen eine wichtige Rolle bei der Förderung der Spiritualität ihrer Kinder.

Pazifischismus

Die Amish glauben an die Bedeutung eines friedlichen Lebens. Das Streben nach Rassismus wird außerhalb ihrer Gemeinschaften und in ihren Interaktionen mit der säkularen Welt getragen. Die Amish dienen nicht im

Militär, beteiligen sich nicht an säkularen politischen Aktivitäten oder beginnen keine Rechtsstreitigkeiten. In außergewöhnlichen und seltenen Fällen können die Amish externe Anwälte beauftragen, in ihrem Namen mit den Gerichten in Kontakt zu treten, jedoch nur als letztes Mittel.

Sonntag

Heuhaufen-Suppe, Brownies und Eis mit frisch gehackten Pfirsichen zum Nachtisch)

Hier ist die Reihenfolge, in der wir unser Essen auf den Heuhaufen legen. Sie können auswählen, was Sie anziehen. Da nicht jeder das Gleiche tut, können Sie sich gerne Ihre eigenen Add-Ons einfallen lassen.

Salzcracker (zerkleinert), Salat (gehackt), Hamburgersauce, Reis (gekocht), Spaghetti (gekocht), geraspelte Karotten, gehackte Zwiebeln, gewürfeltes grünes Gemüse Käse, geriebener Käse, süß-saures Dressing, saure Sahne, Käsesauce, Doritos (zerquetscht).

- Hamburgersauce

- 2 Pfund Hamburger (gebräunt)

- 1 Packung Taco-Gewürz

- 1 (14 Unzen) Dose Pizzasauce

- Käsesoße

- 1 kleine Zwiebel, in 1/2 Stück Butter angebraten

- 1 DT hinzufügen. Milch (verbrüht) Geringe Hitze

- Mischen Sie 1/2 c. Mehl und 1 Esslöffel Milch (zum Andicken) langsam hinzufügen

- Fügen Sie 1/4-1/2 Pfund Samt in Scheiben hinzu. Rühren Sie weiter, um Verbrennungen zu vermeiden. Je nach gewünschtem Geschmack Salz und Gewürze hinzufügen. Schalten Sie die Hitze aus und rühren Sie gut um, nachdem der Samt geschmolzen ist.

- Oder verwenden Sie für eine dickere Variante Nachcho-Käse aus der Dose und erhitzen Sie ihn. Viel Spaß!

Montag

Keine komplizierte Lasagne, Salat, schneller und einfacher Fruchtbrei

- Keine Aufregung mit Lasagne

- 12 ungekochte Lasagne-Nudeln

- Mischung: 1 1/2 Pfund Hamburger (gebräunt)

- 2 t. organisch

- 2 1/2 c. Pizzasauce

- 3/4 t. Knoblauchpulver

- Soße: 1/4 c. Milch

- 1/2 c. Zwiebeln (gehackt)

- 1 c. saure Sahne

- 1 c. geriebener Mozzarella-Käse

Lasagne-Nudeln-Fleisch-Mischung schichten. Gießen Sie 2 1/2 Sek. hinein. Wasser darüber geben, dann mit 1/2 EL bestreichen. Pizzasauce. Mit Folie abdecken und 90 Minuten bei 350 Grad backen. Mit Käse und Käse belegen und zurück in den Ofen stellen, bis der Käse geschmolzen ist. Viel Spaß!

Schneller und einfacher Fruchtbrei (vorbereiten und einfrieren)

- 1 1/2 t Erdbeeren (gehackt)

- 1 Dose zerkleinerte Ananas (oder 1 1/2 EL gefrorene Kartoffeln)
- 3 Bananen (püriert)
- 1 (8 Unzen) Kühlschaum
- 1 Dose gesüßte Kondensmilch

Alles vermischen und einfrieren.

Dienstag

Frühstückszeit! Frühstücksauflauf, Pfirsiche auf Schokoladenkuchen

- Schneller und einfacher Frühstücksauflauf
- 4 Scheiben Brot, in Stücke gerissen
- 2 Tassen Milch
- 1 Pfund Wurst (gebräunt)
- 1 TL. trockener Senf
- 1 c. geriebener Käse
- 1 TL. Salz
- 6 Eier geschlagen
- eine Prise Repper

Legen Sie das Brot in eine Auflaufform, belegen Sie es mit Wurst und Käse. Eier, Milch und Gewürze verrühren und darüber gießen. 30 Minuten bei 350 °C backen. Für 5 Personen.

- Saftiger Schokoladenkuchen
- 2 c. Mehl
- 1 TL. Limonade
- 1 c. Milch
- 2 c. Zucker
- 1/2 TL. Salz
- 1 TL. Vanille
- 3/4 c. cocoa
- 3/4 c. Öl
- 1 c. heißer Kaffee
- 2 TL. Backpulver
- 2 Eier geschlagen

Trockene Zutaten zusammen sieben. Fügen Sie dann alle Flüssigkeiten außer Kaffee hinzu. Zuletzt heißen Kaffee hinzufügen. Ein sehr saftiger Kuchen. 35 Minuten bei 350 Grad backen.

Serviert mit gehackten, gesüßten Käsesorten und Milch oder Eiscreme. Oder Frost mit Schokoladenglasur.

Chicken Supreme, sautierte Karotten, Perpers und Zwiebeln, Jello-Salat

- Chicken Supreme – am Vorabend fixieren und im Kühlschrank aufbewahren
- 2 c. gekochtes Huhn
- 2 c. ungekochte Makkaroni
- 2 Dosen Pilzcremesuppe
- 2 c. Milch
- 1 1/4 TL. Zwiebelpulver
- 1 c. geriebener Käse oder Velveeta
- 1/2 TL. Salz
- 1/4 TL. repr

Käse in der Suppe schmelzen. Alle Zutaten vermischen. 1 Stunde backen. @ 350 Grad.

Gebratene Karotten, Kartoffeln und Zwiebeln

Schneiden Sie zuerst 3 oder 4 Karotten in Scheiben und kochen Sie, bis sie fast weich sind. Lassen Sie das Wasser ab, spritzen Sie etwas Olivenöl hinein, fügen Sie 1 Paprika (in Streifen geschnitten), 1 kleine Zwiebel (in dünne Scheiben geschnitten) hinzu und fügen Sie etwas Salz hinzu dem Geschmack entsprechen. Sautieren, bis es weich ist.

- Orangen-/Ananas-Jello-Salat
- 1 Dose Hüttenkäse
- 1 Behälter (8 Unzen) Cool Whip
- 1 Dose zerkleinerte Ananas
- 1 Dose Mandarinen
- 4 oz. Orangengelee (trocken)

Alles gut verrühren. Dies ist ein leichtes, erfrischendes Dessert.

Donnerstag

Chicken Ranch Pizza, Salat, Trauben und Hüttenkäse

Im Handumdrehen Pizzakruste

- 2 c. Mehl

- 2/3 c. Milch

- 1 EL. Backpulver

- 1/3 c. Öl

- 1 TL. Salz

Alles vermischen und einige Minuten lang kneten . Ergibt 2 12-Zoll-Pizzen.

Mit Ranch-Dressing, gekochtem, geschnittenem Huhn, Pilzen, Rettichen, Zwiebeln, Speckstücken und Käse belegen.

Freitag

Hackbraten, neue Kartoffeln, Gurkensalat, Melonen

Das ist ein sehr sommerlicher Superl.

- Hackbraten

- 1 Ei, geschlagen

- 1/4 c. Zwiebel, fein gehackt

- 2 TL. Salz

- 1/8 TL. Chilipulver

- 1/4 Teelöffel Rettich

- 1 c. Haferflocken

- 1 EL. Ketchup

- 1 c. Milch

- 1 1/2 Pfund Hamburger

Alles vermischen und in eine Auflaufform geben. 1 Stunde bei 350 Grad backen. Nach der Hälfte der Zeit mit Soße bedecken und unbedeckt lassen.

Soße:

- 1/3 c. Ketchup

- 2 EL. Senf

- 2 EL. brauner Zucker

Ich liebe Ketchup, deshalb würde ich wahrscheinlich einfach viel Ketchup darauf verteilen, anstatt Rezept zu verwenden.

Kochen Sie neue Kartoffeln im Ganzen, es sei denn, sie sind zu groß. Auf dem Teller pürieren, mit Gurkensalat und Salz belegen. Ich mag keine Kekse, deshalb gebe ich Butter und Salz darauf.

Schneiden Sie 2 oder 3 Gurken und 1 kleine Zwiebel in Scheiben und legen Sie sie in eine Schüssel. Mit Soße bedecken und vor dem Servieren im Kühlschrank aufbewahren.

Soße:

- 2 T. Zucker
- 4 EL Essig
- 2 EL Mayonnaise oder saure Sahne

Am Samstagabend veranstalten wir gerne Kochabende. Pizza Hobos, gegrillte Pilze, Kartoffeln und Zwiebeln, Bananen und Vanillepuddingkuchen.

Sie benötigen: Hobo-Eisen, Brot, den Belag Ihrer Lieblingspizza, ein Stück Butter, ein heißes Feuer, eine Eisenpfanne, Olivenöl, in Scheiben geschnitten Pilze, Zwiebelscheiben, Kartoffelstreifen.

Beide Seiten des Kuchens mit Butter bestreichen, ein Stück Brot auf eine Seite legen, mit Sauce und Toppings belegen, das andere Stück Brot in die heiße Kohle gleiten lassen s und lass es toasten. Überprüfen Sie regelmäßig, es sei denn, Sie mögen verkohlte Kanten.

Stellen Sie die Pfanne auf den Grillrost, lassen Sie sie erhitzen, träufeln Sie etwas Öl hinein und braten Sie Pilze und Gemüse an, bis sie leicht gebräunt sind.

Custard Pie (früher am Tag zubereiten)

- 1 □t. Milch, verbrüht
- 1 1/2 c. Zucker
- 3 EL. Mehl
- 1 TL. Vanille
- 4 Eier
- 3/4 c. Kondensmilch
- 4 Eiweiß, steif geschlagen

Geben Sie Zucker und Mehl in eine Schüssel und fügen Sie so viel Milch hinzu, dass eine Paste entsteht. Eigelb hinzufügen und gut verrühren. Restliche Milch, Brühmilch und Vanille hinzufügen. Gut vermischen, geschlagenes Eiweiß unterheben. Langsam in die vorbereiteten Kuchenkrusten gießen. Ergibt 2 Stück. 10

Minuten bei 375 Grad backen, dann auf 325 Grad reduzieren, bis es fertig ist.

Wir würden wahrscheinlich wieder Feuer machen und unsere Aufgaben am Samstagabend erledigen. Dann machen Sie später noch mehr. Wir mögen Cracker, Erdnussbutter, Schokoriegel von Hershey und natürlich Marshmallows. Oder probieren Sie weiche Kekse, Vanillewaffeln oder Lebkuchenkekse.

KAPITEL ZWEI

Amish Weihnachtsrezepte

Amish Tomato Pie

Frische Tomaten und eine reichhaltige Käsefüllung ergeben einen herzhaften Sommerkuchen. Es gibt eine Menge Vorbereitungen für dieses Spiel, aber es ist jede Minute wert. Ich liebe diesen Kuchen an Sommerabenden in den Bergen. Genießen Sie einen kühlen Eistee.

Vorher: 20 Min

Kochen: 1 Stunde und 20 Minuten

Zusätzlich: 1 Std

Gesamt: 2 Stunden und 40 Minuten

Portionen: 8

Ausbeute: 1 9-Zoll-Kuchen

Zutaten

- 1 Rezept für einen 9-Zoll-Kuchenboden
- 2 Runde echte Tomaten
- 1 Runde Roma-Tomaten
- 1 Tasse gewürfelter roher Speck
- ½ Tasse geschnittener Lauch
- 2 Tassen geriebener weißer Cheddar-Käse
- ½ Tasse geriebener Fontina-Käse
- ½ Tasse Mayonnaise
- ½ Tasse frisches Basilikum, in kleine Stücke gerissen
- 1 Ei

- 1 Esslöffel Dijon-Senf
- 1 Prise Salz und gemahlener schwarzer Pfeffer nach Geschmack

Anweisungen

Schritt 1

Den Kuchenteig etwa 1 Stunde lang kalt stellen.

Schritt 2

Heizen Sie den Ofen auf 425 Grad F (220 Grad C) vor. Legen Sie ein Backblech auf den unteren Rost des Ofens.

Schritt 3

Schneiden Sie die Tomaten in 1/2-Zoll-Runden. Entfernen Sie die Samen mit den Fingern. Legen Sie 6 Scheiben auf Papierhandtücher oder ein sauberes Tuch und bedecken Sie sie mit weiteren Papierhandtüchern oder einem anderen sauberen Tuch. Ordnen Sie die restlichen Scheiben auf einem Gitterrost an. Schneiden

Sie Roma-Tomaten in 1/2-Zoll-Scheiben, entfernen Sie die Kerne und legen Sie sie ebenfalls auf den Rost.

Schritt 4

Einen tiefen, 9 Zoll großen Kuchenteller mit Teig auslegen. Legen Sie zwei Lagen Aluminiumfolie auf die gesamte Oberfläche. Mit Kuchengewichten oder getrockneten Bohnen füllen.

Schritt 5

Backen Sie den Kuchenboden auf dem vorgeheizten Backblech auf der unteren Schiene. Legen Sie die Tomaten auf einen höheren Rost. Reduzieren Sie die Temperatur auf 400 Grad F (200 Grad C). 12 bis 15 Minuten backen, bis der Boden des Kuchenbodens sein durchscheinendes, rohes Aussehen verloren hat und die Ränder gerade angefangen haben, sich zu verfärben.

Schritt 6

Entfernen Sie vorsichtig die Folie und die Gewichte. Decken Sie die Ränder der Kruste mit Folie ab, damit sie nicht verbrennen. Stechen Sie mit einer Gabel in den

Boden des Kuchenbodens, damit er sich nicht aufbläht. Legen Sie den Kuchenboden wieder auf den unteren Rost und backen Sie ihn etwa 8 Minuten lang, bis der Boden anfängt, sich zu verfärben.

Schritt 7

Entfernen Sie den Kuchenboden und lassen Sie ihn abkühlen. Backen Sie die Tomaten weiter, bis sie zusammengefallen sind, insgesamt etwa 40 Minuten. Herausnehmen und abkühlen lassen. Lassen Sie den Ofen eingeschaltet.

Schritt 8

Geben Sie den Speck in eine große Pfanne und kochen Sie ihn bei mittlerer bis hoher Hitze, wobei Sie ihn gelegentlich wenden, bis ein Teil des Fetts ausgelaufen ist (ca. 5 Minuten). Den geschnittenen Lauch hinzufügen. Etwa fünf weitere Minuten kochen, bis der Speck knusprig ist und der Lauch weich und gebräunt ist. Den Speck auf Papierhandtüchern abtropfen lassen und abkühlen lassen.

Schritt 9

Geben Sie die Speck-Lauch-Mischung, Cheddar, Fontina, Mayonnaise, Basilikum, Ei und Senf in eine Schüssel. Mit Salz und Gewürzen würzen. Zum Kombinieren mischen.

Schritt 10

Verteilen Sie 1/3 der Mischung auf dem Boden des Kuchenbodens. Ordnen Sie die Hälfte der gerösteten Tomaten darauf an und überlappen Sie die Stücke mit den Roma-Tomaten. Ein weiteres Drittel der Mischung auf den Tomaten verteilen und die restlichen gerösteten Tomaten darauf verteilen. Fügen Sie das letzte Drittel der Mischung hinzu und drücken Sie die frischen Tomatenscheiben vorsichtig in einem dekorativen Muster darauf. Ordnen Sie Folie um die Ränder der Tortenkruste an, um sie vor dem Anbrennen zu schützen. Achten Sie darauf, dass die Folie die Tomaten nicht berührt.

Schritt 11

Etwa 40 Minuten backen, bis es gebräunt ist und an der Oberfläche Blasen bildet. Vor dem Servieren vollständig abkühlen lassen.

Nährwertangaben

Pro Portion: 269 Kalorien; Protein 17,4 g; Kohlenhydrate 19,3 g; Fett 36,5 g; Cholesterin 82,3 mg; Natrium 730,1 mg.

Amish-Kuchen

Schnell, einfach, lecker! Ananas macht es saftig und Walnüsse geben ihm etwas Knusprigkeit.

Vorher: 30 Min

Kochen: 40 Min

Gesamt: 70 Minuten

Portionen: 16

Ausbeute: 1 9 x 13 Zoll großer Kuchen

Zutaten

- 2 Tassen Allzweckmehl

- 1 ½ Tassen weißer Zucker

- 2 Teelöffel Backpulver

- 2 Eier, geschlagen

- 1 Teelöffel Vanilleextrakt

- 1 (20 Unzen) Dose zerkleinerte Ananas mit Saft

- 1 Tasse gehackte Walnüsse

Anweisungen

Schritt 1

Den Ofen auf 350 Grad F (175 Grad C) vorheizen.

Schritt 2

In einer großen Schüssel Mehl, Zucker und Backpulver vermischen. Eier, Vanille und Ananas mit Saft hinzufügen. Gut vermischen. Walnüsse hinzufügen und untermischen.

Schritt 3

In eine ungefettete Form von 9 x 13 Zoll gießen. Bei 350 Grad F (175 Grad C) 40 Minuten lang backen.

Nährwertangaben

Pro Portion: 208 Kalorien; Protein 3,7 g; Kohlenhydrate 37,4 g; Fett 5,6 g; Cholesterin 23,3 mg; Natrium 70,5 mg.

Amish Erdnussbutter

Dies ist ein leckerer Erdnussbutteraufstrich, der manchmal auch als „Church-Aufstrich" bekannt ist und in den Amish- und Mennonite-Gemeinschaften üblich ist. Großartig auf Brot, Bananen, Eiscreme usw.

Vorher: 5 Min

Gesamt: 5 Min

Portionen: 24

Ausbeute: 1,5 Tassen

Zutaten

- 1 Tasse heller Maissauer
- ½ Tasse Erdnussbutter, glatt
- ¼ Tasse Marshmallow-Creme

Anweisungen

Schritt 1

Mischen Sie in einer Schüssel Maissurup, Erdnussbutter und Marshmallow-Creme, bis alles gut vermischt ist. In einem luftdichten Behälter aufbewahren.

Nährwertangaben

Pro Portion: 74 Kalorien; Protein 1,4 g; Kohlenhydrate 12,4 g; Fett 2,7 g; Natrium 34 mg.

Amish White Bread

Ich habe dieses Rezept von einem Freund bekommen. Es ist sehr einfach und dauert nicht lange.

Vorbereitung: 20 Min

Kochen: 40 Min

Zusätzlich: 1 Stunde und 30 Minuten

Gesamt: 1 Stunde und 90 Minuten

Portionen: 24

Ausbeute: 2 – 9 x 5 Zoll große Brote

Zutaten

- 2 Tassen warmes Wasser (110 Grad F/45 Grad C)
- ⅔ Tasse weißer Zucker
- 1 ½ Esslöffel aktive Trockenhefe
- 1 ½ Teelöffel Salz
- ¼ Tasse Pflanzenöl
- 6 Tassen Brotmehl

Anweisungen

Schritt 1

Lösen Sie den Zucker in einer großen Schüssel in warmem Wasser auf und rühren Sie dann die Hefe hinein. Gehen lassen, bis die Hefe einem cremigen Schaum ähnelt.

Schritt 2

Salz und Öl unter die Hefe mischen. Mischen Sie jeweils eine Tasse Mehl unter. Den Teig auf einer leicht bemehlten Fläche glatt kneten. In eine gut geölte

Schüssel geben und den Teig durchkneten. Mit einem feuchten Tuch abdecken. Etwa eine Stunde lang gehen lassen, bis sich die Menge verdoppelt hat.

Schritt 3

Den Teig ausstanzen. Einige Minuten lang kneten und dann in zwei Hälften teilen. In Stücke teilen und in zwei gut geölte 9x5-Zoll-Laibformen legen. 30 Minuten lang gehen lassen, oder bis der Teig 2,5 cm über die Form gestiegen ist.

Schritt 4

Bei 350 Grad F (175 Grad C) 30 Minuten backen.

Nährwertangaben

Pro Portion: 168 Kalorien; Protein 4,4 g; Kohlenhydrate 30,7 g; Fett 2,9 g; Natrium 147 mg.

Käsiger Amish-Frühstücksauflauf

Dieser herzhafte Auflauf besteht aus Speck, Eiern, Rösti und drei verschiedenen Käsesorten, die alle zu einem wohltuenden Frühstücksgericht gebacken werden, perfekt zum Beispiel eine Menschenmenge unterhalten.

Vorher: 10 Min

Kochen: 55 Min

Zusätzlich: 10 Min

Gesamt: 75 Minuten

Portionen: 12

Ausbeute: 1 9x13-Zoll-Auflauf

Zutaten

- 1 Runde Speckscheiben, gewürfelt
- 1 süße Zwiebel, gehackt
- 4 Tassen gefrorenes, zerkleinertes Haschisch, braune Kartoffeln, aufgetaut
- 9 Eier, leicht geschlagen
- 2 Tassen geriebener Cheddar-Käse
- 1 ½ Tassen kleiner Quark-Hüttenkäse
- 1 ¼ Tassen geriebener Schweizer Käse

Anweisungen

Schritt 1

Den Ofen auf 350 Grad F (175 Grad C) vorheizen. Eine 9 x 13 Zoll große Auflaufform einfetten.

Schritt 2

Erhitzen Sie eine große Pfanne bei mittlerer bis hoher Hitze. Den Speck und die Zwiebel kochen und umrühren, bis der Speck gleichmäßig gebräunt ist, etwa 10 Minuten. Abtropfen. Speck und Zwiebeln in eine große Schüssel geben. Kartoffeln, Eier, Cheddar-Käse, Hüttenkäse und Schweizer Käse unterrühren. Gießen Sie die Mischung in die vorbereitete Backform.

Schritt 3

Im vorgeheizten Ofen 45 bis 50 Minuten backen, bis die Eier fest sind und der Käse geschmolzen ist. Lassen Sie es 10 Minuten stehen, bevor Sie es schneiden und servieren.

Nährwertangaben

Pro Portion: 214 Kalorien; Protein 21,7 g; Kohlenhydrate 12,1 g; Fett 22,8 g; Cholesterin 187,5 mg; Natrium 608,7 mg.

Amish-Freundschaftsbrot III

Eine köstliche Möglichkeit, Ihren Amish-Freundschaftsstarter zu nutzen. Es ist vollgepackt mit Äpfeln, Nüssen und Gewürzen.

Vorher: 20 Min

Kochen: 50 Min

Gesamt: 70 Minuten

Portionen: 20

Ausbeute: 2 Brote

Zutaten

- 2 Tassen Allzweckmehl
- 1 Tasse weißer Zucker
- 2 Teelöffel Backpulver
- 1 Teelöffel Backpulver
- 1 ½ Teelöffel gemahlener Zimt

- 1 Teelöffel Salz

- 1 Tasse Amish-Freundschaftsbrot-Vorspeise

- 3 Eier

- ⅔ Tasse Pflanzenöl

- 1 Esslöffel Vanilleextrakt

- 1 Tasse gehackte Walnüsse

- 2 Äpfel – geschält, entkernt und fein gehackt

Anweisungen

Schritt 1

Den Ofen auf 350 Grad F (175 Grad C) vorheizen. Fetten Sie zwei 9 x 5 Zoll große Kastenformen leicht ein. Mehl, Zucker, Backpulver, Zimt, Backpulver und Salz vermischen und beiseite stellen

Schritt 2

In einer großen Rührschüssel den Amish Friendship Starter, Eier, Öl und Vanille verrühren. Nach und nach die gesiebten Zutaten unterrühren, bis alles gut vermischt ist. Zum Schluss die gehackten Nüsse und Äpfel unterrühren. Verteilen Sie den Teig gleichmäßig auf die beiden vorbereiteten Formen.

Schritt 3

Bei 350 Grad 50 Minuten lang backen, oder bis ein Zahn in der Mitte des Laibs sauber ist.

Nährwertangaben

Pro Portion: 209 Kalorien; Protein 3,2 g; Kohlenhydrate 23g; Fett 12,1 g; Cholesterin 27,9 mg; Natrium 238,9 mg.

Amish-Freundschaftsbrot-Vorspeise

Machen Sie etwas Besonderes, um es mit einem Freund zu teilen! Mit dieser köstlichen Vorspeise können Sie eine Vielzahl von Broten zubereiten. Verwenden Sie keine Metallbehälter oder -utensilien.

Vorher: 30 Min

Zusätzlich: 1 Woche 2 Tage

Insgesamt: 1 Woche 2 Tage

Portionen: 120

Ergiebigkeit: 4 Tassen Starter

Zutaten

- 1 (0,25 Unzen) Packung aktive Trockenhefe
- ¼ Tasse warmes Wasser (45 °C)
- 3 Tassen Allzweckmehl, aufgeteilt
- 3 Tassen weißer Zucker, aufgeteilt
- 3 Tassen Milch

Anweisungen

Schritt 1

In einer kleinen Schüssel die Hefe in Wasser auflösen. 10 Minuten stehen lassen. In einem 2-Liter-Behälter aus Glas, Kunststoff oder Keramik 1 Tasse Mehl und 1 Tasse Zucker vermischen. Gründlich vermischen, sonst verklumpt das Mehl, wenn Milch hinzugefügt wird. Eine Tasse Milch und die aufgelöste Hefemischung langsam unterrühren. Locker abdecken und stehen lassen, bis sich Blasen bilden. Betrachten Sie diesen Tag als einen der zehn Tage. Gut abgedeckt bei Zimmertemperatur stehen lassen.

Schritt 2

An den Tagen 2 bis 4; Rühren Sie den Starter mit einem Löffel um. Tag 5; 1 Tasse Mehl, 1 Tasse Zucker und 1 Tasse Milch unterrühren. Tage 6 bis 9; Nur umrühren.

Schritt 3

Tag 10; 1 Tasse Mehl, 1 Tasse Zucker und 1 Tasse Milch unterrühren. Nehmen Sie 1 Tasse heraus, um Ihr erstes Brot zuzubereiten, und geben Sie 2 Tassen zusammen mit diesem Rezept und Ihrem Lieblingsrezept für Amish-Brot an Freunde. Bewahren Sie die verbleibende 1 Tasse Starter in einem Behälter im Kühlschrank auf oder beginnen Sie die 10-tägigen Prozesse erneut (beginnend mit Schritt 2).

Nährwertangaben

Pro Portion: 34 Kalorien; Protein 0,5 g; Kohlenhydrate 7,7 g; Fett 0,2 g; Cholesterin 0,5 mg; Natrium 2,6 mg.

Dieses Rezept wurde mir vor einigen Jahren von einem Freund geschenkt. Verschiedene Dinge wie geraspelte Karotten, geraspelte Zucchini, pürierte Bananen und gehackte Äpfel können hinzugefügt werden, um das Brot Ihrer Wahl zuzubereiten.

Vorher: 20 Min

Kochen: 1 Std

Gesamt: 1 Stunde und 20 Minuten

Portionen: 20

Ausbeute: 2 Brote

Zutaten

- 1 Tasse Amish-Freundschaftsbrot-Vorspeise
- ½ Tasse Pflanzenöl
- ½ Tasse Apfelmus
- 1 Tasse weißer Zucker
- 1 Teelöffel Vanilleextrakt
- 3 Eier

- ½ Tasse Milch
- 2 Tassen Allzweckmehl
- 1 ½ Teelöffel Backpulver
- ½ Teelöffel Backpulver
- ½ Teelöffel Salz
- 2 Teelöffel gemahlener Zimt
- 1 (5 Unzen) Packung Instant-Vanillepudding-Mischung
- 1 Tasse gehackte Walnüsse
- ½ Tasse Rosinen
- ½ Tasse Datteln, entkernt und gehackt

Richtungen

Schritt 1

Den Ofen auf 325 Grad F (165 Grad C) vorheizen. Zwei 9 x 5 Zoll große Kastenformen leicht einfetten.

Schritt 2

In einer großen Schüssel Amish Friends Starter, Öl, Apfelmus, Zucker, Vanille, Eier und Milch verrühren. Mehl, Backpulver, Backpulver, Salz und Zimt vermischen. In die Startermischung einrühren. Mischen Sie die Vanillepudding-Mischung. Die gehackten Nüsse, Rosinen und Datteln unterheben. Gießen Sie den Teig gleichmäßig in die vorbereiteten Formen.

Schritt 3

60 Minuten im vorgeheizten Ofen backen, bis ein eingesetztes Messer sauber herauskommt. Lassen Sie das Ganze 10 Minuten lang abkühlen, bevor Sie es auf einen Rost stellen, um es vollständig abzukühlen.

Nährwertangaben

Pro Portion: 237 Kalorien; Protein 3,6 g; Kohlenhydrate 34,2 g; Fett 10,4 g; Cholesterin 28,4 mg; Natrium 241,1 mg.

Amish Apfelknödel

Diese Amish-Apfelknödel werden auf unserem örtlichen Mennoni-Markt für die jährliche Apfelernte des örtlichen Obstbauernhofs zubereitet.

Vorher: 20 Min

Kochen: 45 Min

Gesamt: 65 Min

Portionen: 6

Ergiebigkeit: 6 Portionen

Zutaten

- Kochspray
- 6 mittelgroße Backäpfel, geschält und entkernt
- 2 Tassen Allzweckmehl
- 2 ½ Teelöffel Backpulver
- ½ Teelöffel Salz
- ⅔ cup Verkürzung
- ½ Tasse Milch
- 3 Tassen brauner Zucker, aufgeteilt
- 1 Teelöffel gemahlener Zimt
- 2 Tassen Wasser
- ¼ Tasse Butter
- ¼ Teelöffel gemahlene Muskatnuss

Anweisungen

Schritt 1

Heizen Sie den Ofen auf 375 Grad F (190 Grad C) vor. Besprühen Sie eine 9 x 13 Zoll große Backform mit Kochspray.

Schritt 2

Legen Sie die Äpfel in ein Kaltwasserbad beiseite, während Sie den Teig zubereiten.

Schritt 3

Mehl, Backpulver und Salz in einer mittelgroßen Rührschüssel vermischen. Backfett hinzufügen und mit einem Teigmixer oder einer Gabel zerkleinern, bis es krümelig ist. Milch hinzufügen und umrühren, bis ein Teig entsteht.

Schritt 4

Kombinieren Sie 1 Tasse braunen Zucker und Zimt in einer anderen Schüssel. Teilen Sie den Teig in sechs Portionen und rollen Sie ihn auf eine Dicke von etwa 1/4 Zoll aus. Legen Sie einen Apfel in die Mitte jeder

Teigportion und füllen Sie den Kern mit der Zimt-Zucker-Mischung. Wickeln Sie jeden Apfel in Teig und legen Sie ihn in die vorbereitete Form.

Schritt 5

Vermischen Sie den restlichen braunen Zucker, Wasser, Butter und Muskatnuss in einer mittelgroßen Sauce bei mittlerer bis hoher Hitze. Kochen, bis sich der Zucker aufgelöst hat und die Butter geschmolzen ist, etwa 5 Minuten. Surur über die Knödel gießen.

Schritt 6

Im vorgeheizten Ofen etwa 40 Minuten backen, bis der Teig goldbraun und die Äpfel weich sind.

Nährwertangaben

Pro Portion: 292 Kalorien; Protein 5,6 g; Kohlenhydrate 160,6 g; Fett 31,6 g; Cholesterin 22 mg; Natrium 495,2 mg.

Ein wirklich leckeres Gericht, bei diesem Hackfleisch-Nudel-Auflauf bleiben selten Reste übrig.

Vorher: 30 Min

Kochen: 1 Std

Gesamt: 1 Stunde und 30 Minuten

Portionen: 6

Ergiebigkeit: 6 Portionen

Zutaten

- 1 Runde Hackfleisch
- 1 Zwiebel, gehackt
- ¾ Tasse gehackter Sellerie
- 1 Esslöffel gehackter Knoblauch
- ¼ Tasse geriebener Cheddar-Käse
- 1 (14,5 Unzen) Dose gedünstete, gewürfelte Tomaten
- 1 (12 Unzen) Packung ungekochte Eiernudeln

- 1 (10,75 Unzen) Dose kondensierte Hühnersahnesuppe

Anweisungen

Schritt 1

Heizen Sie den Ofen auf 350 Grad F (175 Grad C) vor. Geben Sie die Nudeln in einen Topf mit leicht gesalzenem kochendem Wasser. Bissfest kochen, etwa 8 Minuten. Abtropfen lassen und beiseite stellen.

Schritt 2

Hackfleisch, Zwiebeln, Sellerie und Knoblauch in einer Pfanne bei mittlerer Hitze kochen, bis das Fleisch gleichmäßig gebräunt ist. Überschüssiges Fett abtropfen lassen.

Schritt 3

Eine 9 x 13 Zoll große Auflaufform mit Butter bestreichen. Geben Sie die Hälfte der gekochten Nudeln auf den Boden der Schüssel. Bedecken Sie sie mit der Hälfte der Fleischmischung und dann mit der Hälfte der

Tomaten. Etwas die Hälfte der Hühnercremesuppe über die Tomaten geben und dann die Hälfte des geriebenen Käses darüber streuen. Wiederholen Sie die Schichten und enden Sie mit Käse obenauf.

Schritt 4

1 Stunde im vorgeheizten Ofen backen oder bis der Käse gebräunt und sprudelnd ist. Vor dem Servieren 10 Minuten ruhen lassen.

Nährwertangaben

Pro Portion: 282 Kalorien; Protein 22,5 g; Kohlenhydrate 45,9 g; Fett 16,5 g; Cholesterin 95,6 mg; Natrium 574,1 mg.

Amish-Auflauf

Ein sehr reichhaltiger und herzhafter Auflauf aus dem niederländischen Land Pennsylvania.

Vorbereitung: 20 Minuten

Kochen: 35 Min

Gesamt: 55 Minuten

Portionen: 6

Ergiebigkeit: 6 Portionen

Zutaten

- 1 Runde Hackfleisch
- 1 (10,75 Unzen) Dose kondensierte Tomatensuppe
- ¼ Tasse brauner Zucker
- ⅛ Teelöffel schwarzer Pfeffer
- ¼ TL Salz
- 1 (10,75 Unzen) Dose kondensierte Hühnersahnesuppe
- 1 (12 Unzen) Packung breite Eiernudeln
- 10 Scheiben amerikanischer Käse

Anweisungen

Schritt 1

Heizen Sie den Ofen auf 350 Grad F (175 Grad C) vor.

Schritt 2

Bringen Sie einen großen Topf leicht gesalzenes Wasser zum Kochen. Eiernudeln hinzufügen und etwa 7 Minuten kochen lassen, bis sie weich sind. Abtropfen lassen und zurück in den Topf geben. Mischen Sie die Hühnercremesuppe, bis die Nudeln bedeckt sind.

Schritt 3

Zerkrümeln Sie das Hackfleisch in einer großen Pfanne bei mittlerer bis hoher Hitze. Lassen Sie das Fett abtropfen und rühren Sie die Tomatensuppe, den braunen Zucker, das Gewürz und das Salz hinein. Verteilen Sie die Hälfte des Rindfleischs auf dem Boden einer gefetteten 2 1/2-Liter-Auflaufform. 5 Scheiben Käse auf dem Rindfleisch verteilen. Mit der Hälfte der Nudeln belegen, dann die Schichten wiederholen und mit Käse abschließen.

Schritt 4

35 Minuten im vorgeheizten Ofen backen, bis der Käse gebräunt ist und die Sauce sprudelt.

Nährwertangaben

Pro Portion: 295 Kalorien; Protein 33,1 g; Kohlenhydrate 57g; Fett 29,8 g; Cholesterin 141,5 mg; Natrium 1472,1 mg.

Amish-Brot

Dieses köstliche Rezept ist einem alten Amish-Rezept nachempfunden, wird aber im Brotbackautomaten zubereitet.

Vorher: 5 Min

Kochen: 3 Std

Zusätzlich: 1 Stunde und 5 Minuten

Gesamt: 4 Stunden und 10 Minuten

Portionen: 12

Ausbeute: 1–1,5 Pfund Brot

Zutaten

- 2 ¾ Tassen Brotmehl
- ¼ Tasse Rapsöl
- 1 Teelöffel aktive Trockenhefe

- ¼ Esslöffel weißer Zucker
- ½ Teelöffel Salz
- 18 Esslöffel warmes Wasser

Anweisungen

Schritt 1

Geben Sie die Zutaten in der vom Hersteller empfohlenen Reihenfolge in den Behälter des Brotbackautomaten. Wählen Sie die Option „Weißbrot". Drücken Sie Start.

Schritt 2

Wenn der Teig einmal aufgegangen ist und die zweite Knetrunde beginnt, schalten Sie die Maschine aus. Setzen Sie es zurück, indem Sie erneut auf Start drücken . Dies gibt dem Teig zwei volle Gärzyklen vor dem letzten Gärzyklus vor dem Backen.

Nährwertangaben

Pro Portion: 58 Kalorien; Protein 0,1 g; Kohlenhydrate 4,3 g; Fett 4,7 g; Natrium 97,7 mg.

Ich lebe in einer wunderbaren Amish-Gemeinde und die Damen hier sind wunderbare Köchinnen. Dies ist ein schönes Rezept für Krautsalat für diejenigen, die Salat ohne Mayonnaise mögen.

Vorher: 15 Min

Kochen: 3 Min

Zusätzlich: 8 Std

Gesamt: 8 Stunden und 18 Minuten

Portionen: 8

Ergiebigkeit: 8 Portionen

Zutaten

- 1 mittelgroßer Kohlkopf, entkernt und zerkleinert
- 1 mittelgroße Zwiebel, fein gehackt
- 1 Tasse weißer Zucker
- 1 l Essig
- 1 Teelöffel Salz
- 1 Teelöffel Selleriesamen

- 1 Teelöffel weißer Zucker
- 1 Teelöffel zubereiteter Senf
- ¾ Tasse Pflanzenöl

Anweisungen

Schritt 1

In einer großen Schüssel den Kohl, die Zwiebel und 1 Tasse Zucker vermengen. In einer kleinen Sauce Essig, Salz, Selleriesamen, 1 Teelöffel weißen Zucker, Senf und Öl vermischen. Zum Kochen bringen und 3 Minuten kochen lassen. Vollständig abkühlen lassen, dann über die Kohlmischung gießen und zum Überziehen umrühren. Für den besten Geschmack über Nacht im Kühlschrank lagern.

Nährwertangaben

Pro Portion: 215 Kalorien; Protein 1,7 g; Kohlenhydrate 33,4 g; Fett 20,6 g; Natrium 312 mg.

Amish Zimtbrot

Dieses Brot kann eingefroren werden und ist sehr einfach zuzubereiten.

Vorher: 10 Min

Kochen: 1 Std

Gesamt: 1 Stunde und 10 Minuten

Portionen: 36

Ausbeute: 3 Brote

Zutaten

- 1 Tasse Amish Friendship Bread Starter
- 1 Tasse Pflanzenöl
- 1 Tasse weißer Zucker
- 4 Eier
- 2 Teelöffel Vanilleextrakt
- 2 Teelöffel Backpulver
- 1 Teelöffel Backpulver
- 1 (3 Unzen) Packung Instant-Vanillepudding-Mischung
- 2 Tassen Allzweckmehl
- 2 Teelöffel gemahlener Zimt
- 1 Tasse gehackte Recans

- 1 Tasse geschälter, entkernter und gehackter Apfel
- 1 Tasse Rosinen

Anweisungen

Schritt 1

Den Ofen auf 325 Grad F (165 Grad C) vorheizen. Fetten Sie drei 9 x 5 Zoll große Laibformen ein.

Schritt 2

Den Starter in eine Schüssel geben, Öl, Zucker, Eier und Vanille unterrühren und gut vermischen.

Schritt 3

Mehl, Backpulver, Backpulver, Instant-Pudding und Zimt vermischen. Die Mehlmischung zur Startermischung hinzufügen und mit der Hand verrühren. Rispen, Rosinen und Äpfel dazugeben und gut vermischen. Den Teig in die vorbereiteten Formen gießen.

Schritt 4

1 Stunde bei 165 °C backen.

Nährwertangaben

Pro Portion: 155 Kalorien; Protein 1,8 g; Kohlenhydrate 17,7 g; Fett 9g; Cholesterin 20,7 mg; Natrium 131,1 mg.

Amish Makkaroni-Salat

Ein farbenfroher und geschmackvoller Makkaronisalat mit hartgekochten Eiern, Paprika und Sellerie in einem cremigen Dressing. Der beste Makkaroni-Salat, den ich je gegessen habe. Ich bekomme immer viele Anfragen für ein Rezept. Viel Spaß!

Vorher: 15 Min

Kochen: 10 Min

Zusätzlich: 1 Std

Gesamt: 1 Stunde und 25 Minuten

Portionen: 6

Ergiebigkeit: 6 Portionen

Zutaten

- 2 Tassen ungekochte Ellenbogen-Makkaroni

- 3 große Eier, hartgekochte Eier, gehackt

- 1 kleine Zwiebel, gehackt

- 3 Stangen Sellerie, gehackt

- 1 kleiner roter Glockenschneider, entkernt und gehackt

- 2 Esslöffel Dill-Pickle-Relish

- 2 Tassen cremiges Salatdressing (z. B. Miracle Whip)

- 3 Esslöffel vorbereiteter gelber Senf

- ¾ Tasse weißer Zucker

- 2 ¼ Teelöffel weißer Essig

- ¼ TL Salz

- ¾ Teelöffel Selleriesamen

Anweisungen

Schritt 1

Einen Topf leicht gesalzenes Wasser zum Kochen bringen. Makkaroni hinzufügen und 8 bis 10 Minuten kochen, bis sie weich sind. Abtropfen lassen und zum Abkühlen beiseite stellen.

Schritt 2

In einer großen Schüssel Eier, Zwiebeln, Sellerie, roten Pfeffer und Relish verrühren. In einer kleinen Schüssel Salatdressing, Senf, weißen Zucker, Essig, Salz und Selleriesamen verrühren. Über das Gemüse gießen und Makkaroni unterrühren, bis alles gut vermischt ist. Vor dem Servieren abdecken und mindestens 1 Stunde kühl stellen.

Nährwertangaben

Pro Portion: 252 Kalorien; Protein 9g; Kohlenhydrate 66g; Fett 25,3 g; Cholesterin 132,7 mg; Natrium 944,1 mg.

Amish-Butter-Eiernudeln

Sehr leckeres, einfaches Eiernudelgericht mit Butter.

Vorher:

5 Min

Kochen: 15 Min

Zusätzlich: 30 Min

Gesamt: 50 Minuten

Portionen: 6

Ergiebigkeit: 6 Portionen

Zutaten

- 2 Esslöffel Butter
- 2 (14 Unzen) Dosen Hühnerbrühe
- 1 Teelöffel Hühnerbrühe-Granulat
- 1 (12 Unzen) Packung Eiernudeln

Anweisungen

Schritt 1

Butter in einer kleinen Sauce bei mittlerer Hitze schmelzen; 5 bis 10 Minuten unter häufigem Rühren köcheln lassen, bis die Butter gebräunt, duftend und schaumig ist, mit braunen Stückchen darin.

Schritt 2

Hühnerbrühe und Brühe mit der Butter in die Pfanne geben; Bei starker Hitze zum Kochen bringen.

Eiernudeln einrühren, zum zweiten Mal kochen lassen, abdecken und die Hitze ausschalten; Lassen Sie den Brenner auf dem gleichen Brenner. 30 Minuten stehen lassen, dabei zwei- bis dreimal umrühren.

Nährwertangaben

Pro Portion: 260 Kalorien; Protein 8,7 g; Kohlenhydrate 40,6 g; Fett 6,7 g; Cholesterin 60,5 mg; Natrium 726,5 mg.

Amischer Kartoffelsalat

Das ist wie der Kartoffelsalat, mit dem ich in den Niederlanden in Pennsylvania aufgewachsen bin. Es hat ein süß-saures Dressing und ist deutlich gelb.

Vorher: 30 Min

Kochen: 20 Minuten

Gesamt: 50 Minuten

Portionen: 8

Ergiebigkeit: 8 Portionen

Zutaten

- 6 mittelgroße weiße Kartoffeln mit Schale
- 1 kleine Zwiebel, fein gehackt
- 1 Tasse gehackter Sellerie
- 1 Tasse gehackte Karotten
- 1 Teelöffel Selleriesamen
- 4 hartgekochte Eier, geschält und gehackt
- 2 Eier, geschlagen
- ¾ Tasse weißer Zucker
- 1 Teelöffel Maisstärke
- ½ Teelöffel Salz
- ⅓ Tasse Apfelessig
- ½ Tasse Milch
- 1 Teelöffel zubereiteter gelber Senf
- 3 Esslöffel Butter
- 1 Tasse Mayonnaise oder Salatdressing

Anweisungen

Schritt 1

Geben Sie die Kartoffeln in einen großen Topf und füllen Sie ihn mit so viel Wasser, dass er bedeckt ist. Zum Kochen bringen und etwa 20 Minuten kochen lassen, oder bis es sich leicht mit einer Gabel durchstechen lässt. Abtropfen lassen und zum Abkühlen beiseite stellen.

Schritt 2

Während die Kartoffeln kochen, verquirlen Sie 2 Eier, Zucker, Maisstärke und Salz in einem Topf. Essig, Milch und Senf unterrühren. Bei mittlerer Hitze unter häufigem Rühren ca. 10 Minuten kochen lassen, bis die Masse eingedickt ist. Vom Herd nehmen und die Butter unterrühren. Bis zum Abkühlen in den Kühlschrank stellen und dann die Mayonnaise unterrühren.

Schritt 3

Bei Bedarf die Kartoffeln schälen und in mittelgroße Würfel schneiden. In eine große Schüssel geben und mit der Zwiebel, dem Sellerie, den Karotten, den Selleriekernen und den hartgekochten Eiern vermischen. Falten Sie das Dressing vorsichtig unter. Bis zum

Servieren im Kühlschrank aufbewahren. Eigentlich möchte ich es mindestens einen Tag vor dem Servieren ruhen lassen, damit sich die Aromen vermischen, aber Sie können es auch servieren, sobald es gekühlt ist .

Nährwertangaben

Pro Portion: 297 Kalorien; Protein 8,6 g; Kohlenhydrate 49g; Fett 30,5 g; Cholesterin 162,6 mg; Natrium 425,3 mg.

Amish-Hackbraten

Ein Rezept für Amish-Hackbraten mit Speckstreifen und einer Ketchup-Glasur, das ich während meines Aufenthalts im Amish-Land im Holmes County, Ohio, gegessen habe.

Vorher: 15 Min

Kochen: 1 Std

Gesamt: 1 Stunde und 15 Minuten

Portionen: 8

Ausbeute: 1 - 9x5 Zoll großer Laib

Zutaten

- 2 Runden Hackfleisch
- 2 ½ Tassen zerstoßene Cracker mit Buttergeschmack
- 1 kleine Zwiebel, gehackt
- 2 Eier
- ¾ cup ketchup
- ¼ Tasse brauner Zucker
- 2 Scheiben Speck
- 1 Tasse Ketchup
- 2 Esslöffel Essig
- ¾ Teelöffel Salz oder nach Geschmack
- 2 Esslöffel vorbereiteten gelben Senf
- ½ Tasse brauner Zucker

Anweisungen

Schritt 1

Den Backofen auf 350 Grad F (175 Grad C) vorheizen.

Schritt 2

In einer mittelgroßen Schüssel Hackfleisch, zerkleinerte Cracker, Zwiebeln, Eier, 3/4 Tasse Ketchup und 1/4 Tasse braunen Zucker vermischen, bis alles gut vermischt ist. In eine 9 x 5 Zoll große Laibform drücken. Legen Sie die beiden Speckscheiben darüber.

Schritt 3

1 Stunde im vorgeheizten Ofen backen oder bis es durchgekocht ist. Während das Brot backt, vermischen Sie die restlichen 1 Tasse Ketschup, Essig, Salz, Senf und 1/2 Tasse braunen Zucker. Während der letzten 15 Minuten des Backvorgangs auf der Oberseite des Hackbratens verteilen.

Nährwertangaben

Pro Portion: 264 Kalorien; Protein 23,8 g; Kohlenhydrate 45,6 g; Fett 21,1 g; Cholesterin 118 mg; Natrium 1160,8 mg.

Amish Cookies

Dieses Rezept wird von den Amish im Mittleren Westen verwendet ... in der Gegend von Wisconsin und Iowa.

Vorher: 10 Min

Kochen: 10 Min

Zusätzlich: 40 Min

Gesamt: 60 Minuten

Portionen: 60

Ausbeute: 5 Dutzend

Zutaten

- 1 Tasse Butter, weich
- 1 Tasse Pflanzenöl
- 1 Tasse weißer Zucker
- 1 Tasse Konfektzucker
- 2 Eier
- ½ Teelöffel Vanilleextrakt
- 4 ½ Tassen Allzweckmehl
- 1 Teelöffel Backpulver
- ¾ TL Weinstein

Anweisungen

Schritt 1

Heizen Sie den Ofen auf 375 Grad F (190 Grad C) vor. Fettige Keksblätter.

Schritt 2

In einer großen Schüssel Butter, Öl, weißen Zucker und Konfektzucker glatt rühren. Die Eier einzeln unterrühren und dann die Vanille unterrühren. Mehl, Backpulver und Weinstein vermischen. Unter die Zuckermischung rühren, bis alles gut vermischt ist. Geben Sie den Teig teelöffelweise auf die vorbereiteten Keksblätter.

Schritt 3

Im vorgeheizten Ofen 8 bis 10 Minuten backen oder bis der Boden leicht gebräunt ist. Nehmen Sie es vom Backblech und lassen Sie es auf einem Gitter abkühlen.

Nährwertangaben

Pro Portion: 117 Kalorien; Protein 1,2 g; Kohlenhydrate 12,5 g; Fett 7g; Cholesterin 14,3 mg; Natrium 45,3 mg.

Dies ist ein köstlicher, herzhafter Frühstücksauflauf, der am Vorabend zubereitet werden kann. Ziemlich genug für die Gesellschaft, und die Gäste werden Sie sicherlich nach dem Rezept fragen! Dies kann am Vorabend zubereitet und im Kühlschrank aufbewahrt werden. Ziehen Sie es 1 bis 2 Stunden vor dem Kochen heraus, damit es sich etwas erwärmen kann. Ergibt 16 Quadrate und füllt den Raum bis zum Rand aus. Es ist auch ein tolles Basisrezept; Fügen Sie die Zutaten nach Ihrem Geschmack hinzu oder ändern Sie sie.

Vorher: 15 Min

Kochen: 1 Stunde und 20 Minuten

Zusätzlich: 10 Min

Gesamt: 1 Stunde und 45 Minuten

Portionen: 16

Ergiebigkeit: 16 Portionen

Zutaten

- 1 großes Anaheim-Chili-Rezept

- 2 (12 Unzen) Packungen fettarme Schweinswurst (z. B. Jimmy Dean®)

- 1 Tasse gehackte süße Zwiebel

- 1 Tasse gehackte Zucchini

- 1 Tasse gehackter Glockenbrei

- 18 Eier, leicht geschlagen

- 1 (2 Runde) Packung gefrorene braune Rösti-Kartoffeln nach Südwest-Art, aufgetaut

- 3 Tassen geriebener, fettarmer Cheddar-Käse

- 2 Tassen fettarmer Quark-Hüttenkäse

- 1 ½ Tassen geriebener, fettarmer Schweizer Käse

Anweisungen

Schritt 1

Stellen Sie den Rost etwa 15 cm von der Wärmequelle entfernt auf und heizen Sie den Grill im Ofen vor. Ein Backblech mit Aluminiumfolie auslegen.

Schritt 2

Schneiden Sie den Anaheim-Riegel der Länge nach in zwei Hälften. Entfernen und entsorgen Sie den Stiel, die Samen und die Rippen. Legen Sie das Backblech mit der Schnittseite nach unten auf das vorbereitete Backblech.

Schritt 3

Unter dem vorgeheizten Grill 5 bis 8 Minuten kochen, bis die Schale der Paprika schwarz wird und Blasen bildet. Legen Sie das geschwärzte Präparat in eine Schüssel und verschließen Sie es fest mit einer Plastikfolie. Lassen Sie das Gericht etwa 20 Minuten lang dämpfen, während es abkühlt. Entfernen und entsorgen Sie die Haut; chop pepper.

Schritt 4

Den Ofen auf 350 Grad F (175 Grad C) vorheizen. Eine 9 x 13 Zoll große Auflaufform einfetten.

Schritt 5

Kochen und rühren Sie die Wurst in einer großen Pfanne bei mittlerer bis hoher Hitze 5 bis 7 Minuten lang, bis sie braun und krümelig ist. Entfernen Sie die Wurst mit einem geschlitzten Löffel auf einem Teller und lassen Sie das ausgeschmolzene Fett in der Pfanne.

Schritt 6

Stellen Sie die Pfanne wieder auf mittlere bis hohe Hitze. Braten Sie Zwiebeln, Zucchini, Paprika und Ananas in einer heißen Pfanne an, bis sie gerade zart sind, etwa 4 Minuten.

Schritt 7

Eier, Rösti, Cheddar-Käse, Hüttenkäse und Frischkäse in einer großen Schüssel verrühren; Fügen Sie Wurst und sautiertes Gemüse hinzu und rühren Sie um. Gießen Sie die Eiermischung in die vorbereitete Auflaufform.

Schritt 8

Im vorgeheizten Ofen etwa 70 Minuten backen, bis die Eier fest sind und die Mischung Blasen bildet. Vor dem Schneiden 10 Minuten abkühlen lassen.

Nährwertangaben

Pro Portion: 286 Kalorien; Protein 28,1 g; Kohlenhydrate 14,9 g; Fett 19,3 g; Cholesterin 246,1 mg; Natrium 619,6 mg.

Gebackene Haferflocken von Amish

Ich habe dieses Rezept bei einem Übernachtungs- und Frühstücksaufenthalt im Amish-Land Pennsylvania erhalten. Meine Familie ist Niederländerin aus Pennsylvania, also waren wir fast jeden Sommer dort draußen. Es ist ein tolles, sättigendes Frühstück. Mit frischen oder konservierten Pfirsichen und einem Schuss Milch oder einer halben Portion servieren. Zubereitung: 10 Minuten

Kochen: 25 Min

Gesamt: 35 Minuten

Portionen: 8

Ergiebigkeit: 8 Portionen

Zutaten

- 3 Tassen schnell kochende Haferflocken

- 1 Tasse gemahlener brauner Zucker
- 1 Tasse Milch
- ½ Tasse Pflanzenöl
- 2 Eier, geschlagen
- 2 Teelöffel Backpulver
- 1 Teelöffel Salz
- 1 Teelöffel gemahlener Zimt

Richtungen

Schritt 1

Den Ofen auf 350 Grad F (175 Grad C) vorheizen. Eine 9 x 13 Zoll große Backform leicht einfetten.

Schritt 2

Haferflocken, braunen Zucker, Milch, Öl, Eier, Backpulver, Salz und Zimt in einer Schüssel mit einem elektrischen Mixer vermischen. In den vorbereiteten Topf gießen.

Schritt 3

Im vorgeheizten Ofen 25 bis 30 Minuten backen, dabei darauf achten, dass es nicht braun wird.

Nährwertangaben

Pro Portion: 275 Kalorien; Protein 6,6 g; Kohlenhydrate 49,6 g; Fett 17,5 g; Cholesterin 48,9 mg; Natrium 452,1 mg.

Sich lange genug Zeit zu nehmen, um eine saftige hausgemachte Mahlzeit zu planen und zuzubereiten, ist für die meisten Menschen ein Genuss. Vielleicht sollten Sie sich die Zeit nehmen, es öfter zu tun. Diese Liste der Amish-Rezepte wird Sie sicherlich dazu inspirieren, kreativ zu werden. Hoffentlich finden Sie diese alten Amish-Rezepte genauso herzerwärmend und erfüllend. Sie sind zu einer wunderbaren Bereicherung für die wertvolle Zeit geworden, die Menschen mit ihrer Familie und ihren Lieben verbringen. Sie sind die perfekte Erinnerung daran, dass der beste Weg, Freude zu finden, manchmal darin besteht, langsamer zu werden und sich Zeit zu nehmen, um für die Menschen dankbar zu sein, die am wichtigsten sind. Aber ein paar gute Rezepte sind nicht das Ende des Amish-Lebensstils. Die Hoffnung ist, dass Sie, sobald Sie auf den Geschmack des Amish-Kochens gekommen sind, auch erkennen werden, dass einfache Möbel mit der Verpflichtung zu Qualität und Handwerkskunst hergestellt werden Das Markenzeichen der Amish-Gemeinschaft kann ein integraler Bestandteil Ihres Zuhauses und Ihrer Familie sein Nun ja.